AF402596

Dʳ G. LABEYRIE,

Ex-Chef de Clinique Chirurgicale à l'École de Médecine de Nantes

Le Traitement Rationnel

Des Accidents du Travail

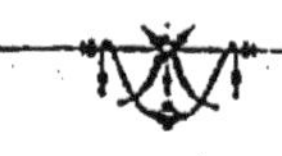

PARIS

INSTITUT INTERNATIONAL DE BIBLIOGRAPHIE SCIENTIFIQUE

93, Boulevard Saint-Germain, VI

1903

Dʳ G. LABEYRIE,

Ex–Chef de Clinique Chirurgicale à l'École de Médecine de Nantes

Le Traitement Rationnel

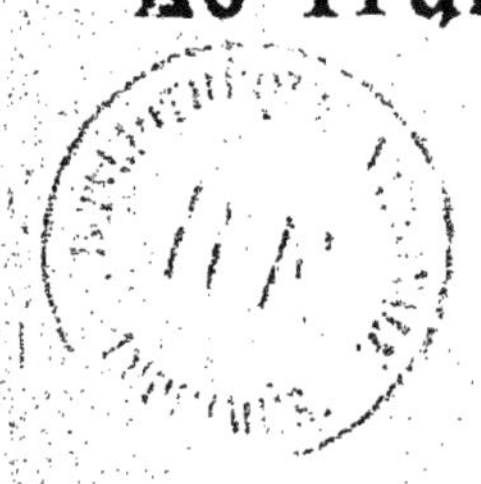

Des Accidents du Travail

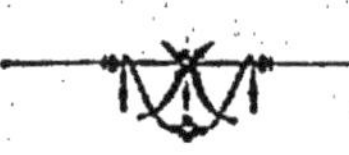

PARIS

INSTITUT INTERNATIONAL DE BIBLIOGRAPHIE SCIENTIFIQUE

93, Boulevard Saint-Germain, VI

1903

Le traitement rationnel des accidents du travail.

PAR LE Dʳ

G. LABEYRIE,

EX-CHEF DE CLINIQUE CHIRURGICALE A L'ÉCOLE DE MÉDECINE DE NANTES.

La grande loi industrielle sur les accidents du travail, promulguée le 10 avril 1898, remaniée le 22 mars 1902, loi de défense ouvrière s'il en fût, était une loi nécessaire, puisqu'elle existait depuis plusieurs années déjà dans d'autres États européens et que de nombreux esprits regrettaient qu'en cette occasion, la France se fût laissé distancer. Il n'en est pas moins vrai que si, bien avant qu'elle fût promulguée, de nombreux patrons avaient spontanément offert leur appui aux ouvriers blessés au cours du travail, sa généralisation et son organisation ont créé une lourde charge pour l'industrie.

En effet, cette loi impliquait pour tout directeur d'une industrie, employant des ouvriers salariés :

1° L'obligation d'acquitter les frais médicaux et pharmaceutiques des ouvriers blessés chez lui à l'occasion du travail ;

2° L'obligation de leur donner, au cours de la maladie, une somme égale à la moitié des salaires qu'ils touchaient bien portants ;

3° L'obligation, en cas d'infirmité permanente, de leur payer une rente ou une indemnité proportionnelles à la diminution de capacité au travail entraînée par l'accident ;

4° L'obligation, en cas de mort, de participer aux frais des obsèques et de servir à la veuve ou aux orphelins, aux ascendants ou aux descendants dont ils étaient le soutien, une rente variable suivant les différents cas.

Ainsi qu'on peut le voir par cette rapide énumération qui ne vise que les charges capitales, la loi du 10 avril 1898 était grosse de conséquences. Nous n'avons point ici l'intention — aussi bien cela ne relève-t-il ni de notre rôle, ni de notre compétence — de l'examiner au point de vue juridique ; nous voulons simplement mettre en relief les obligations nouvelles qu'elle apportait au médecin. Ces obligations, nous disons bien *nouvelles*, étaient de deux ordres : d'abord, la nécessité de fournir des certificats de diverses sortes ; ensuite, celle de donner des soins spéciaux à une clientèle devenue, par le fait même de la loi, *spéciale*. Les certificats que l'on peut avoir à fournir à la suite d'un accident du travail sont, en effet, multiples. Tout d'abord, immédiatement après l'accident, il faut délivrer pour la mairie un certificat relatant, d'une façon très exacte, la nature de la blessure, sa gravité, ses suites probables, l'époque à laquelle il sera possible d'en connaître le résultat définitif, et bien souvent, si l'origine est, oui ou non, due au travail. Puis, à la fin du traitement, nouveau certificat. Si tout va bien, si l'on a obtenu la *restitutio ad integrum*, rien n'est plus simple, un certificat constatant la guérison, et tout est dit. Mais si l'ouvrier a contracté, des suites de sa blessure, une infirmité permanente ou temporaire, une incapacité au travail, totale ou partielle, si même il prétend seulement en être atteint, alors les difficultés commencent : il faut fixer au juste en quoi consiste la diminution de capacité, affirmer si elle est définitive ou passagère, et surtout, c'est là le point délicat, l'évaluer en centièmes. Il est inutile de faire ressortir ici l'importance de ces derniers certificats, puisqu'ils sont destinés à être produits en justice et que c'est d'après eux que le juge statue, admet ou rejette la demande de la victime et fixe le chiffre de l'indemnité.

Nous parlions un peu plus haut des soins spéciaux que le médecin doit donner à une clientèle devenue spéciale par le fait même de la loi. Ceci mérite une explication. Bien loin de nous l'idée de penser qu'avant 1898 on ne soignait pas les traumatismes survenus au cours du travail, ou bien que ces traumatismes diffèrent des autres, et que, par exemple, une roue produit des lésions différentes suivant qu'elle écrase le conducteur salarié du tombereau qu'elle supporte ou bien un quelconque promeneur. Cependant, si nous ne craignions l'image bien osée, nous dirions que la loi a créé des traumatismes nouveaux. En effet, c'est surtout depuis sa promulgation que l'on a vu se faire plus nombreuses les tentatives de simulation en vue de l'obtention d'une indemnité, les résistances, les infractions à un traitement rationnel, et même parfois le refus systématique de tout traitement susceptible d'améliorer un état pathologique.

Ce sont là des choses nouvelles et qui n'ont pas été sans surprendre le thérapeute, habitué qu'il était à rencontrer des gens désireux de se soustraire le plus vite possible, par une exécution scrupuleuse de ses ordonnances, à des soins pour le moins onéreux. Évidemment, ce n'est pas la loi, excellente en soi, qu'il faut incriminer; mais nous sommes bien obligés de reconnaître que c'est, en pratique, une de ses conséquences. Il faudrait aussi se garder de généraliser et partir de là pour prétendre que tous les ouvriers sont des simulateurs. En général, dans notre région, les ouvriers ont un excellent esprit, et il faut bien reconnaître que si la simulation totale d'une infirmité, sans aucun fondement, est une faute grave et qui devrait tomber sous le coup de la loi, le fait qui consiste à augmenter l'intensité de certains symptômes, quand il y a une infirmité réelle, est un péché véniel. C'est au médecin qu'il appartient de faire la part des choses et de démêler le vrai du faux. Nous ne contestons point que la tâche est ardue et nécessite, à côté d'un savoir réel, un tact spécial et de l'autorité; mais cela est affaire de métier et n'a rien à voir dans ces considérations générales.

Il est indéniable aussi que, par suite de la loi, le médecin se trouve dans des conditions spéciales, puisqu'à la suite de son traitement se trouve une sanction juridique.

Nous avions donc raison en disant que la réglementation des accidents du travail avait créé une situation nouvelle pour le médecin. Il a dû faire par conséquent lui-même son éducation à ce point de vue spécial, et nous disons sans crainte qu'il n'y était pas préparé par ses études antérieures. Il n'y a pas, croyons-nous, une seule Faculté de médecine en France (sauf depuis quelques mois Paris, et encore !), où se fassent, d'une façon officielle, des conférences sur le sujet qui nous occupe. Il s'en est suivi au début bien des inexactitudes et des erreurs d'appréciation.

Et c'est maintenant que nous entrons dans le vif du sujet. Qu'a-t-on fait, au point de vue médical, pour assurer la bonne exécution de la loi ? L'une des premières conséquences de la loi du 10 avril 1898 a été le développement considérable pris en quelques années par les Compagnies d'Assurances-

Accidents. Les petits industriels, et même les grands, effrayés devant les charges qui leur incombaient par suite de la nouvelle loi, ont préféré, pour la plupart, moyennant une redevance annuelle, substituer l'action d'une Compagnie d'Assurances à la leur. Cette décision, comme toute décision, a été bonne à certains points de vue, défectueuse à d'autres. Au point de vue commercial pur, rien à dire; il est évident que la substitution des Compagnies aux particuliers a empêché pour ceux-ci des désastres que n'aurait point manqué d'entraîner la malchance d'une série de sinistres graves; ensuite, une organisation bien faite permet le règlement quasi-mathématique des sinistres. Au point de vue médical, la mesure a été mauvaise. En effet, comment fonctionnent les Compagnies d'Assurances-Accidents? La branche Accidents a été ajoutée aux branches déjà existantes : Assurance-Incendie et Assurance-Vie. Or, il est incontestable, pour nous, que la première assurance n'est en fait nullement comparable aux deux autres. Les Compagnies d'Assurances sont de grosses sociétés financières dont le siège social est en général à Paris et qui n'ont en province que des agences. Par suite de cette organisation centralisante au suprême chef, la tête est à Paris, les membres dans les différentes villes de France. D'où cette conséquence, que les affaires ne se règlent pas sur place; les agents sont obligés de demander à chaque instant à Paris des ordres et des conseils; quand il faut agir vite, on perd du temps. En outre, le Conseil d'administration règle toutes les affaires suivant une méthode uniforme, alors que nul ne contestera que les accidents du travail varient avec chaque blessé, avec chaque industrie, presque avec chaque pays. Les agents régionaux, qui sont le mieux placés pour connaître les faits et les gens auxquels ils ont affaire, les ressources dont ils disposent, chose absolument indispensable en la matière, sont désarmés et sont réduits simplement au rôle d'intermédiaires. En Allemagne, ce n'est point ainsi que les choses se passent. Si le siège social de la Compagnie est bien le centre des affaires de cette Compagnie, chacune des succursales a sa vie propre et son organisation personnelle. La seule chose qu'on demande à ces Sociétés-filles, c'est de rapporter des dividendes.

La première conséquence de l'organisation actuelle des Compagnies d'Assurances françaises a été une erreur capitale dans l'interprétation des faits. Comme pour l'Incendie et la Vie, les Directeurs des Compagnies ont cru qu'il suffisait d'équilibrer un budget : d'un côté, les dépenses, de l'autre, les recettes, sans songer que le côté dépenses était extrêmement élastique puisqu'il comprenait, outre le chiffre des journées de demi-salaire, les frais médicaux et pharmaceutiques, celui des indemnités en cas d'infirmités et celui des versements à la Caisse des Dépôts et Consignations comme cautionnement des rentes allouées. On n'a pas vu qu'il se glissait là des éléments nouveaux : la personne du médecin, les variations dans l'état définitif du blessé suivant la gravité des traumatismes, et la façon dont ils avaient été soignés. Et toujours, dans le même ordre d'idées, par analogie avec l'Assurance-Vie ou l'Assurance-Incendie, on a voulu faire des économies sur tout ce qui présentait, par suite des moyennes établies, un caractère de fixité. C'est ainsi qu'on a tenté de mettre en vigueur les tarifs les plus minimes possible pour le traitement des blessés ; qu'on a cherché à traiter au plus bas prix avec les établissements hospitaliers, sans se préoccuper le moins du monde des garanties scientifiques. Je ne veux point établir quelles ont été les conséquences de ces mesures ; toujours est-il que depuis 1899 les sinistres suivis d'une infirmité permanente et, partant, d'une indemnité ou d'une rente, sont de plus en plus nombreux, et que s'entassent à la Caisse des Dépôts et Consignations des sommes de plus en plus importantes, dont l'immobilisation cause à l'heure actuelle la plus grande perturbation dans le fonctionnement des Compagnies d'Assurances. Et c'est ici que nous touchons du doigt le défaut capital d'organisation dont nous parlions tout à l'heure. En matière d'accidents, il est un facteur qu'on ne saurait négliger : c'est le blessé ; c'est lui qui représente le véritable capital, et les Compagnies d'Assurances ont tout intérêt à lui conserver sa valeur dans toute son intégrité.

Par conséquent, ce sur quoi il convient de faire des économies, ce n'est point sur le traitement médical des ouvriers blessés : toute économie faite sur ce chapitre sera préjudiciable au malade ; en traitant au rabais, on risque fort de n'en avoir que pour son argent, et, dans ce cas, c'est toujours trop peu. Au contraire, ce sur quoi il faut gagner et gagner le plus possible, c'est sur les indemnités, sur les rentes qu'il faut donner en compensation des infirmités contractées, sur les demi-salaires accordés trop longtemps par suite d'un traitement mal suivi ou mal compris, et qui s'éternise. La chose est-elle possible? C'est ce que nous allons maintenant nous efforcer de démontrer.

Si nous ouvrons un peu les yeux et si nous regardons autour de nous, nous voyons quelle a été l'évolution des grosses entreprises industrielles qui, reculant devant l'énormité de la prime à payer à une Compagnie d'Assurances, préfèrent s'assurer elles-mêmes au moyen d'une caisse spéciale. Au début, nulle organisation médicale sérieuse, les blessés sont un peu soignés au petit bonheur; il y a des désastres. Puis, peu à peu, la fonction créant l'organe, des postes de secours, des infirmeries spéciales sont installés pour donner les premiers soins ou faire les pansements; c'est un médecin, parfois un chirurgien, toujours le même, connaissant par conséquent bien les accidents de son usine, qui donne les soins; en cas d'accident grave, l'évacuation des malades est assurée rapidement sur un hôpital ou une clinique. Le pourcentage des accidents donnant lieu à des infirmités permanentes diminue, de même que diminue, pour les mêmes accidents de même gravité, le nombre des journées d'incapacité de travail. Nous avons actuellement entre les mains une statistique, comprenant plus de 4,000 fiches et roulant sur une période de 11 années pour le même gros établissement de constructions navales, qui est particulièrement topique à cet égard et que nous regrettons de n'avoir pu mettre encore suffisamment au point pour la publier. Pourquoi les Compagnies d'Assurances, qui, se substituant aux particuliers, ont les mêmes intérêts que ces particuliers, ne suivraient-elles pas la même évolution?

La chose, d'ailleurs, existe en Allemagne, où la loi d'assistance ouvrière est en activité depuis 1884. Les Allemands, qui ont subi, au début, les mêmes déboires que nous, semblent avoir trouvé, à l'heure actuelle, la véritable formule pour les secours aux victimes des accidents du travail. En nous servant de leur expérience, nous pourrions éviter bien des tâtonnements.

Si nous en croyons M. le Professeur Guermonprez, de Lille, qui est probablement le chirurgien de France le plus compétent en matière d'accidents du travail et auquel nous empruntons les détails qui vont suivre, l'organisation allemande serait la suivante : 1° dans toutes les usines ou manufactures un peu importantes, un poste de secours avec un personnel approprié, pour les soins immédiats ou le transport des blessés ; 2° des dispensaires spéciaux pour le traitement des accidents du travail ; 3° des hôpitaux spéciaux pour les blessés graves. Ces hôpitaux sont de trois sortes, suivant qu'ils sont dus à l'initiative des corporations ouvrières, ou à celle des patrons, ou à l'initiative privée. Ces grands hôpitaux spéciaux, pourvus de toutes les ressources de la chirurgie moderne au point de vue de l'asepsie et de l'antisepsie, de laboratoires pour la radiographie et l'électrisation, de salles de mécanothérapie, ont une vie extrêmement active, qu'expliquent les services énormes qu'ils rendent ; certains ont plus de deux cents lits. Et pourtant ils sont nombreux ! Qu'il nous suffise de citer les plus connus : l'hôpital Bergmansteil, à Bochum, en Westphalie, appartenant à la 2° section de la corporation minière ; l'hôpital de Bergmannstrost, à Halle sur Saale, en Saxe ; l'hôpital de Neu-Rahnsdorf, les hôpitaux des frères Saint-Jean-de-Dieu à Bonn et à Coblentz ; les établissements du Dr Schultze à Berlin, du Dr Carl Thiem à Cottbus en Silésie.

Les Allemands n'ont d'ailleurs pas tardé à recueillir les fruits des sacrifices qu'ils s'étaient imposés et du traitement intensif qu'ils imposaient à leurs malades. Dès 1894, M. Bœdiker (1), président de l'Office impérial des Assurances, disait au Congrès de Milan : « On a pu enregistrer depuis 1892 jusqu'en 1894 une proportion bien plus élevée de guérisons complètes ou partielles dans les cas de fracture de bras, de jambes ou de clavicules et pour beaucoup d'autres blessures. En 1893, un traitement excédant 20 semaines n'a été nécessaire que pour 20 % à peine des blessés ayant droit à l'indemnité, tandis que la proportion était de 55 % en 1888 et de 41 % en 1889. Enfin, les rentes payables ont pu de plus en plus être abaissées par suite de cette amélioration des résultats du traitement, et les charges des corporations ont été réduites en conséquence ».

(1) Roques. Thèse de Paris, 1901.

Au contraire, si nous cherchons ce qui se fait en France, nous voyons qu'il n'y a rien ou presque rien de créé spécialement en vue des accidents du travail. S'il existe un peu partout des postes de secours dans les usines, pour donner les premiers soins, soins rudimentaires, puisque la plupart du temps c'est un infirmier qui est chargé de la besogne, nous n'avons plus aucune organisation pour les soins consécutifs ; presque toujours le blessé, s'il est gravement atteint, doit être transporté à l'hôpital, ou, s'il le refuse, soigné chez lui, dans des conditions déplorables. Les seules villes en France où il existe des établissements spéciaux pour les blessés du travail se trouvent, croyons-nous, à Lille, à Roubaix, à Reims, à Marseille, et encore, à Reims et à Marseille, les blessés sont-ils soignés dans de grandes cliniques en même temps que les autres malades de clientèle ordinaire. A Lille et à Roubaix, il est, à l'heure actuelle, impossible d'hospitaliser un blessé à la clinique même. Depuis quelques années, sous l'influence de la Société de Mécanothérapie de Paris, la question a pris un nouvel essor, et des Instituts de mécanothérapie ont été créés, outre les endroits que nous venons de désigner, à Paris, Nice, Bordeaux, Lyon, Montpellier, Toulouse, Limoges et Nantes. Mais, là encore, le groupement n'est pas complet ; si les soins mécanothérapiques et le massage sont faits dans d'excellentes conditions, les soins préliminaires ne sont l'objet d'aucune organisation régulière.

Et cependant il est indéniable, c'est pour cela que nous le réclamons si vivement, qu'une semblable organisation rendrait des services inappréciables à tous ceux que préoccupe la question des accidents du travail : ouvriers, patrons, Compagnies d'Assurances. Loin de nous l'idée de vouloir faire de la spécialisation à outrance, et de vouloir mettre au praticien des œillères pour qu'il ne puisse regarder qu'une seule catégorie de malades et d'affections ; mais on ne nous ôtera pas de l'esprit cette conviction que la chirurgie des accidents du travail est devenue une spécialité, une branche de la chirurgie, qui, comme telle, demande à être étudiée spécialement par des spécialistes, et que, si elle ne l'est pas encore, elle le deviendra.

A l'heure actuelle, les blessés graves sont tous évacués sur les hôpitaux. Or, et ce sont les chirurgiens des hôpitaux qui le reconnaissent eux-mêmes, ils y sont mal soignés, non pas par parti-pris ou par ignorance, — le personnel des hôpitaux est au-dessus de ces soupçons, — mais parce que l'on ne peut pas faire autrement. Qui donc pourrait exiger d'un chef de service qui doit soigner trente ou quarante malades, une demi-heure, voire même un quart d'heure de soins pour chacun d'eux? Le chef est donc obligé de confier la tâche à des subalternes toujours en nombre insuffisant et dont la bonne volonté ne saurait parfois tenir lieu de savoir. En outre, les blessés de l'industrie, victimes le plus souvent d'écrasement, porteurs de fractures compliquées, de plaies infectées, constituent un danger pour les autres malades et ne sauraient être touchés impunément quand on doit soigner en même temps des malades aseptiques ou faire de grandes interventions, ainsi qu'il arrive tous les jours dans les services de grande chirurgie. Et puis, c'est une chirurgie un peu ingrate, donnant des résultats médiocres qui, pour être utiles, n'en sont pas pour cela plus brillants. Une malade que l'on débarrasse en quelques minutes, par l'hystérectomie, d'un fibrome de plusieurs kilogrammes, donne en moins de temps et avec moins de peine un succès plus franc et plus satisfaisant pour l'esprit que le pauvre diable à qui l'on réussit à conserver un bras broyé, après plusieurs semaines de pansements minutieux et fastidieux autant que quotidiens. Pour bien voir les conséquences de l'état de choses actuel, prenons pour exemple les fractures, qui sont certes l'accident le plus fréquent et celui qui entraîne le plus d'incapacités permanentes ou partielles. Dans la plupart des hôpitaux, — nous exceptons quelques services spéciaux, — fracture = appareil inamovible, le plus souvent un appareil plâtré. C'est simple, c'est commode, et lorsqu'on le retire au bout de trente jours, la fracture est consolidée, mais non guérie. En effet, le membre est engourdi, figé : il y a des arthropathies, des atrophies musculaires, des raideurs, des dépôts plastiques dans les gaines tendineuses et les synoviales, et il va falloir beaucoup plus de temps pour guérir le malade des suites de son immobilisation qu'il en a fallu pour cicatriser la fracture. Et encore, si le malade pouvait attendre à l'hôpital sa guérison ! Mais la plupart du temps il est obligé de sortir avant l'heure, faute de place. Il est vrai qu'il part avec, comme viatique, une ordonnance pour acheter de la vaseline, remède héroïque, dont un judicieux usage doit le débarrasser de tous ses maux. Chez un malade ordinaire, jeune encore, les choses ne tardent pas à s'arranger; mais chez le blessé du travail, dont les demi-journées continuent à courir, qui ne veut pas parfois guérir, et qu'en tous cas, rien ne presse, il en est autrement : les troubles fonctionnels persistent, mettant obstacle au travail, ce pendant que se constituent parfois des lésions et des attitudes vicieuses définitives.

Et que l'on ne nous accuse pas de noircir le tableau et de le charger à plaisir : nous avons causé à des confrères chirurgiens des hôpitaux, fervents de leur métier, qui ne pouvaient que déplorer cet état de choses sans pouvoir s'y soustraire et répétaient tristement le

Video meliora proboque, deteriora sequor.

Et pourtant il y a mieux à faire rien qu'en matière de fracture; les appareils de marche, le rejet des appareils inamovibles toutes les fois qu'on le peut, le massage, la mobilisation précoce, à la façon de Lucas-Championnière, la mécanothérapie sitôt le cal formé, constituent autant de progrès dont les victimes des accidents du travail doivent être les premiers à bénéficier, puisque ce sont eux surtout qui doivent retrouver rapidement des membres vigoureux et capables du même effort qu'avant leur accident.

Nous venons, pour prendre un exemple concret, de parler des fractures. Il en est de même pour tous les autres accidents, et nous pensons qu'il est inutile de faire ressortir ici l'importance des soins immédiats et complets que permet seule la présence d'un personnel et d'un matériel appropriés.

Nous n'avons pas besoin non plus de mettre en lumière le seul principe de la chirurgie des accidents de travail; il se résume en un mot : *conservation à outrance* ; conservation autant que possible de la fonction, et presque toujours conservation de membres ou de segments de membres, à condition qu'ils ne soient point douloureux ou gênants. Et, à ce propos, les Compagnies d'Assurances nous permettront une légère critique à leurs tarifs, si précis en apparence, si incomplets en réalité. C'est d'ailleurs la seule que nous nous permettrons. Nulle part on ne voit la prime allouée pour la conservation d'un membre! Si, comme certains esprits iro-

niques nous l'ont affirmé, c'est simplement celle accordée
pour les plaies graves, il s'ensuit cette conséquence bizarre,
que l'on est payé plus cher pour amputer que pour conserver,
et qu'il vaut mieux couper deux doigts qu'un, et trois que
deux.

L'on nous concédera aussi volontiers l'intérêt qu'il y a à
faire promptement les sutures ordinaires des téguments, les
sutures nerveuses, tendineuses, musculaires; à combler par
des greffes de Thiersch les surfaces qui mettraient des mois
à combler par bourgeonnement; à ouvrir rapidement un
foyer purulent superficiel ou profond; à panser aseptique-
ment des plaies aseptiques pour éviter qu'elles ne s'infec-
tent, à panser antiseptiquement les plaies infectées pour
les rendre aseptiques. Parlerons-nous de la nécessité du
diagnostic précis ? Il me suffira de citer les fractures du
calcanéum et du carpe si souvent méconnues, ou prises
pour des entorses, et qui nécessitent souvent alors une
rente élevée.

Nous venons de citer à peine quelques-unes des interventions d'urgence de la chirurgie des accidents, sans avoir
du tout l'intention d'énumérer tout ce que l'on peut avoir à
faire, et rien que l'exposé des exigences journalières de cette
chirurgie spéciale évoque, j'en suis sûr, à l'esprit la nécessité d'une organisation spéciale dirigée dans ce but, véritable
défense contre l'incapacité fonctionnelle, qui est aussi l'incapacité au travail.

Et c'est sur cette organisation même que je veux terminer
ce travail déjà trop long. J'en ai, je pense, montré suffisamment la nécessité. Pour obtenir du traitement des traumatismes tout ce qu'on peut en attendre, il ne faut rien
négliger et se servir de toutes les conquêtes des sciences
biologiques et de tous leurs progrès. C'est ainsi que pour
les accidents graves, tout au moins, les soins devront être
immédiats : les malades devront être transportés dans une
clinique, pansés au besoin sous chloroforme, s'il s'agit d'une
désinfection douloureuse ou d'une réduction délicate. Le
malade pourra être hospitalisé sur les lieux mêmes, de façon
à rester à proximité des secours médicaux et être surveillé
plus commodément. Un laboratoire de radiographie et de

radioscopie est indispensable. Puis, pour terminer la guérison, une fois les plaies cicatrisées, les fractures consolidées, la mécanothérapie entre en jeu. Elle seule, jointe au massage, est capable d'assouplir les muscles, de gonfler à nouveau leurs fibres atrophiées, de redonner aux articulations la souplesse et l'étendue des mouvements, de faire disparaître l'œdème, de dégager les gaines synoviales, de redonner, en un mot, au membre non seulement les apparences, mais encore les attributs de la santé. Quelques appareils d'électricité pour l'*électro-diagnostic*, indispensable le plus souvent, et l'électrisation faradique seront aussi d'une grande utilisation.

Ainsi compris, cet Institut pour les accidents du travail pourra fonctionner à peu de frais et rendre les plus grands services, puisqu'il pourra prendre un blessé aussitôt après son accident pour le conduire à la guérison complète, et cela par l'application de procédés spéciaux, dictés par une connaissance approfondie des conséquences de la loi sur les accidents du travail, et de la jurisprudence actuellement en honneur. Sa portée morale pourrait en outre être considérable : capable, avec ses puissants moyens d'action, de fournir des certificats complets, avec radiographie et électro-diagnostic à l'appui de l'examen clinique, il pourrait empêcher les Compagnies d'Assurances d'intenter des procès désastreux, en leur fixant au juste le préjudice causé par les lésions. En outre, en cas de différend, une fixation impartiale de la diminution de capacité au travail, faite sans aucun désir d'avantager ou le patron ou l'ouvrier, ne pourrait qu'avoir un grand poids près d'un tribunal. Malgré la possibilité pour l'ouvrier de choisir son médecin, le fait d'avoir refusé le traitement à un semblable Institut, ou bien de l'avoir suivi irrégulièrement, constituerait, nous en sommes sûr (1), un grief contre le blessé qui réclamerait une indemnité en disproportion avec sa blessure; car nous ne pouvons concevoir que la Justice, qui n'admet pas le suicide, admette ce suicide partiel qu'est le refus du traitement d'une lésion.

Nous avons la conviction formelle que c'est en multipliant les secours aux blessés, en augmentant le plus possible

____

(1) Il y a d'ailleurs juridiction formelle déjà établie à ce sujet (Voir nos précédents de cette Revue). — N. D. L. R.

leurs chances de retour à l'intégrité, en diminuant, par suite, leurs infirmités partielles ou totales, temporaires ou permanentes, que l'on diminuera les charges qui pèsent lourdement, à l'heure actuelle, sur l'industrie.

Nous avons la conviction formelle que la véritable solution du problème réside dans une entente entre les patrons ou les compagnies d'assurances qui les représentent, les ouvriers, et les médecins, entente ayant pour but la systématisation des moyens de défense, et le facile accès des moyens perfectionnés dont on dispose actuellement pour combattre les suites fâcheuses des traumatismes et obtenir une *guérison complète* toutes les fois qu'elle est possible. Méconnaître ces principes, c'est nier les données de l'expérience et de la raison, et lutter contre ses intérêts.

INSTITUT DE BIBLIOGRAPHIE.

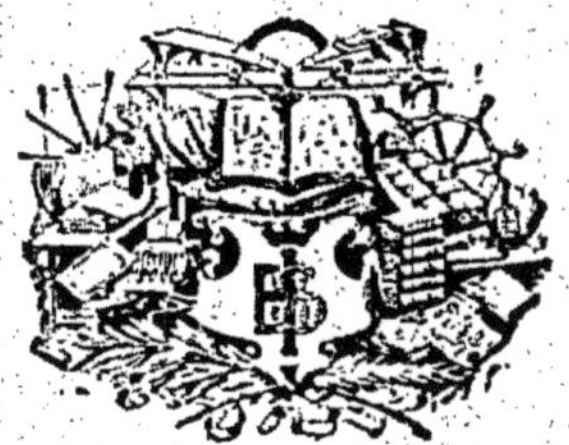

IMPRIMERIE : LE MANS (Sarthe).

N° 1208.

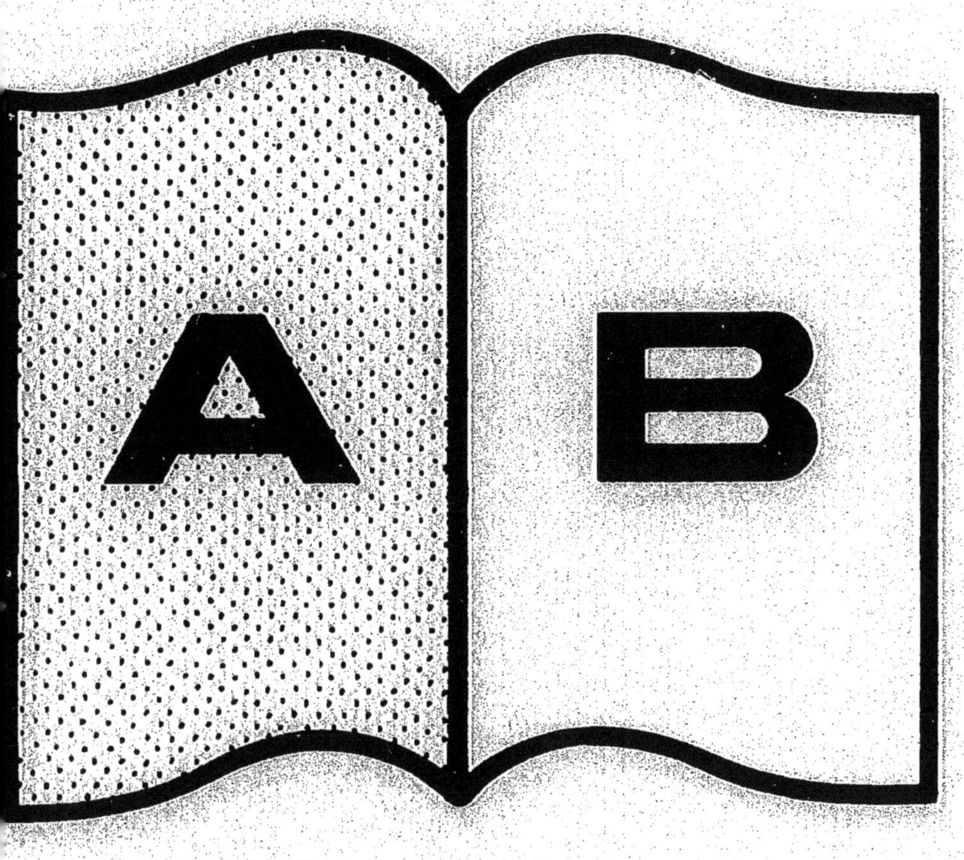

Contraste insuffisant

NF Z 43-120-14